Recipe: .....................................................................................

I0706470

Ingredients: ..............................................................................

..............................................................................................

..............................................................................................

..............................................................................................

..............................................................................................

..............................................................................................

..............................................................................................

..............................................................................................

..............................................................................................

..............................................................................................

..............................................................................................

..............................................................................................

Notes

..............................................................................

..............................................................................

..............................................................................

Recipe: ...............................................................

Ingredients: ...........................................................

.......................................................................
.......................................................................
.......................................................................
.......................................................................
.......................................................................
.......................................................................
.......................................................................
.......................................................................
.......................................................................
.......................................................................
.......................................................................
.......................................................................

## Notes

.......................................................................
.......................................................................
.......................................................................

Recipe: ...........................................

Ingredients: .......................................

....................................................

....................................................

....................................................

....................................................

....................................................

....................................................

....................................................

....................................................

....................................................

....................................................

....................................................

## Notes

....................................................

....................................................

....................................................

Recipe: ......................................................................

Ingredients: .............................................................

...............................................................................

...............................................................................

...............................................................................

...............................................................................

...............................................................................

...............................................................................

...............................................................................

...............................................................................

...............................................................................

...............................................................................

...............................................................................

...............................................................................

### Notes

...............................................................................

...............................................................................

...............................................................................

Recipe: ............................................................................................

Ingredients: .....................................................................................

.............................................................................................

.............................................................................................

.............................................................................................

.............................................................................................

.............................................................................................

.............................................................................................

.............................................................................................

.............................................................................................

.............................................................................................

.............................................................................................

.............................................................................................

.............................................................................................

Notes

.............................................................................

.............................................................................

.............................................................................

Recipe: .........................................................................................

Ingredients: ....................................................................................

**Notes**

Recipe: ......................................................................................

Ingredients: ..............................................................................

......................................................................................

......................................................................................

......................................................................................

......................................................................................

......................................................................................

......................................................................................

......................................................................................

......................................................................................

......................................................................................

......................................................................................

......................................................................................

......................................................................................

Notes

......................................................................................

......................................................................................

......................................................................................

Recipe:

Ingredients:

Notes

Recipe: ........................................................................

Ingredients: ...................................................................

........................................................................

........................................................................

........................................................................

........................................................................

........................................................................

........................................................................

........................................................................

........................................................................

........................................................................

........................................................................

........................................................................

## Notes

........................................................................

........................................................................

........................................................................

Recipe: ...........................................................................................

Ingredients: .......................................................................................

..................................................................................................

..................................................................................................

..................................................................................................

..................................................................................................

..................................................................................................

..................................................................................................

..................................................................................................

..................................................................................................

..................................................................................................

..................................................................................................

..................................................................................................

..................................................................................................

## Notes

..................................................................................................

..................................................................................................

..................................................................................................

Recipe:

Ingredients:

Notes

Recipe: .............................................................................

Ingredients: .......................................................................

.......................................................................................

.......................................................................................

.......................................................................................

.......................................................................................

.......................................................................................

.......................................................................................

.......................................................................................

.......................................................................................

.......................................................................................

.......................................................................................

.......................................................................................

## Notes

.......................................................................................

.......................................................................................

.......................................................................................

Recipe: ........................................................

Ingredients: ................................................

........................................................

........................................................

........................................................

........................................................

........................................................

........................................................

........................................................

........................................................

........................................................

........................................................

........................................................

## Notes

........................................................

........................................................

........................................................

Recipe: .....................................................................................................

Ingredients: ...........................................................................................

..............................................................................................................

..............................................................................................................

..............................................................................................................

..............................................................................................................

..............................................................................................................

..............................................................................................................

..............................................................................................................

..............................................................................................................

..............................................................................................................

..............................................................................................................

..............................................................................................................

..............................................................................................................

## Notes

..............................................................................................

..............................................................................................

..............................................................................................

Recipe: ........................................................................................................

Ingredients: ..................................................................................................

...............................................................................................................

...............................................................................................................

...............................................................................................................

...............................................................................................................

...............................................................................................................

...............................................................................................................

...............................................................................................................

...............................................................................................................

...............................................................................................................

...............................................................................................................

...............................................................................................................

...............................................................................................................

...............................................................................................................

Notes

...............................................................................................................

...............................................................................................................

...............................................................................................................

Recipe: ...........................................................................................

Ingredients: ...................................................................................

..............................................................................................

..............................................................................................

..............................................................................................

..............................................................................................

..............................................................................................

..............................................................................................

..............................................................................................

..............................................................................................

..............................................................................................

..............................................................................................

..............................................................................................

..............................................................................................

### Notes

..............................................................................................

..............................................................................................

..............................................................................................

Recipe: ..............................................................................................................

Ingredients: ....................................................................................................

.......................................................................................................................

.......................................................................................................................

.......................................................................................................................

.......................................................................................................................

.......................................................................................................................

.......................................................................................................................

.......................................................................................................................

.......................................................................................................................

.......................................................................................................................

.......................................................................................................................

.......................................................................................................................

.......................................................................................................................

## Notes

.......................................................................................................................

.......................................................................................................................

.......................................................................................................................

Recipe: ...................................................................................

Ingredients: ............................................................................

.........................................................................................

.........................................................................................

.........................................................................................

.........................................................................................

.........................................................................................

.........................................................................................

.........................................................................................

.........................................................................................

.........................................................................................

.........................................................................................

.........................................................................................

.........................................................................................

## Notes

.........................................................................................

.........................................................................................

.........................................................................................

Recipe: ....................................................................................................

Ingredients: ............................................................................................

...........................................................................................................

...........................................................................................................

...........................................................................................................

...........................................................................................................

...........................................................................................................

...........................................................................................................

...........................................................................................................

...........................................................................................................

...........................................................................................................

...........................................................................................................

...........................................................................................................

...........................................................................................................

## Notes

...........................................................................................................

...........................................................................................................

...........................................................................................................

Recipe: .......................................................................................

Ingredients: ................................................................................

..............................................................................................

..............................................................................................

..............................................................................................

..............................................................................................

..............................................................................................

..............................................................................................

..............................................................................................

..............................................................................................

..............................................................................................

..............................................................................................

..............................................................................................

## Notes

..............................................................................................

..............................................................................................

..............................................................................................

Recipe: .................................................................................................

Ingredients: .........................................................................................

.....................................................................................................

.....................................................................................................

.....................................................................................................

.....................................................................................................

.....................................................................................................

.....................................................................................................

.....................................................................................................

.....................................................................................................

.....................................................................................................

.....................................................................................................

.....................................................................................................

## Notes

.....................................................................................................

.....................................................................................................

.....................................................................................................

Recipe: .................................................................................................

Ingredients: ...........................................................................................

.........................................................................................................

.........................................................................................................

.........................................................................................................

.........................................................................................................

.........................................................................................................

.........................................................................................................

.........................................................................................................

.........................................................................................................

.........................................................................................................

.........................................................................................................

.........................................................................................................

.........................................................................................................

## Notes

.........................................................................................................

.........................................................................................................

.........................................................................................................

Recipe: .......................................................................................................

Ingredients: .............................................................................................

.................................................................................................................

.................................................................................................................

.................................................................................................................

.................................................................................................................

.................................................................................................................

.................................................................................................................

.................................................................................................................

.................................................................................................................

.................................................................................................................

.................................................................................................................

.................................................................................................................

.................................................................................................................

.................................................................................................................

## Notes

.................................................................................

.................................................................................

.................................................................................

Recipe: ..........................................................................

Ingredients: ....................................................................

..........................................................................

..........................................................................

..........................................................................

..........................................................................

..........................................................................

..........................................................................

..........................................................................

..........................................................................

..........................................................................

..........................................................................

..........................................................................

..........................................................................

Notes

..........................................................................

..........................................................................

..........................................................................

Recipe:

Ingredients:

Notes

Recipe: ........................................................................................

Ingredients: ...............................................................................

........................................................................................

........................................................................................

........................................................................................

........................................................................................

........................................................................................

........................................................................................

........................................................................................

........................................................................................

........................................................................................

........................................................................................

........................................................................................

Notes

........................................................................................

........................................................................................

........................................................................................

Recipe: ...............................................................................................

Ingredients: ......................................................................................

.......................................................................................................

.......................................................................................................

.......................................................................................................

.......................................................................................................

.......................................................................................................

.......................................................................................................

.......................................................................................................

.......................................................................................................

.......................................................................................................

.......................................................................................................

.......................................................................................................

.......................................................................................................

## Notes

.......................................................................................................

.......................................................................................................

.......................................................................................................

Recipe: ...........................................................................

Ingredients: .....................................................................

.....................................................................................

.....................................................................................

.....................................................................................

.....................................................................................

.....................................................................................

.....................................................................................

.....................................................................................

.....................................................................................

.....................................................................................

.....................................................................................

.....................................................................................

.....................................................................................

### Notes

.....................................................................................

.....................................................................................

.....................................................................................

Recipe: ..........................................................................

Ingredients: .....................................................................

..................................................................................
..................................................................................
..................................................................................
..................................................................................
..................................................................................
..................................................................................
..................................................................................
..................................................................................
..................................................................................
..................................................................................
..................................................................................
..................................................................................

Notes

..................................................................................
..................................................................................
..................................................................................

Recipe:

Ingredients:

Recipe: ........................................................................................

Ingredients: ................................................................................

........................................................................................

........................................................................................

........................................................................................

........................................................................................

........................................................................................

........................................................................................

........................................................................................

........................................................................................

........................................................................................

........................................................................................

........................................................................................

Notes

........................................................................................

........................................................................................

........................................................................................

Recipe: ................................................................................

Ingredients: ............................................................................

........................................................................................

........................................................................................

........................................................................................

........................................................................................

........................................................................................

........................................................................................

........................................................................................

........................................................................................

........................................................................................

........................................................................................

........................................................................................

........................................................................................

Notes

........................................................................................

........................................................................................

........................................................................................

Recipe: ................................................................

Ingredients: ................................................................

................................................................

................................................................

................................................................

................................................................

................................................................

................................................................

................................................................

................................................................

................................................................

................................................................

................................................................

................................................................

## Notes

................................................................

................................................................

................................................................

# Recipe:

## Ingredients:

## Notes

Recipe: ...........................................................................

Ingredients: ...................................................................

..................................................................................

..................................................................................

..................................................................................

..................................................................................

..................................................................................

..................................................................................

..................................................................................

..................................................................................

..................................................................................

..................................................................................

..................................................................................

..................................................................................

## Notes

..................................................................................

..................................................................................

..................................................................................

Recipe: ...........................................................................................

Ingredients: ....................................................................................

..............................................................................................

..............................................................................................

..............................................................................................

..............................................................................................

..............................................................................................

..............................................................................................

..............................................................................................

..............................................................................................

..............................................................................................

..............................................................................................

..............................................................................................

## Notes

..........................................................................

..........................................................................

..........................................................................

Recipe: .....................................................................................................

Ingredients: .............................................................................................

................................................................................................................

................................................................................................................

................................................................................................................

................................................................................................................

................................................................................................................

................................................................................................................

................................................................................................................

................................................................................................................

................................................................................................................

................................................................................................................

................................................................................................................

................................................................................................................

## Notes

................................................................................

................................................................................

................................................................................

Recipe: ...................................................................................

Ingredients: ............................................................................

..................................................................................................

..................................................................................................

..................................................................................................

..................................................................................................

..................................................................................................

..................................................................................................

..................................................................................................

..................................................................................................

..................................................................................................

..................................................................................................

..................................................................................................

..................................................................................................

..................................................................................................

## Notes

..................................................................................................

..................................................................................................

..................................................................................................

Recipe:

Ingredients:

## Notes

Recipe: ...................................................................................................

Ingredients: ...........................................................................................

...........................................................................................................

...........................................................................................................

...........................................................................................................

...........................................................................................................

...........................................................................................................

...........................................................................................................

...........................................................................................................

...........................................................................................................

...........................................................................................................

...........................................................................................................

...........................................................................................................

## Notes

...........................................................................................................

...........................................................................................................

...........................................................................................................

Recipe: ......................................................................................

Ingredients: ..............................................................................

...............................................................................................

...............................................................................................

...............................................................................................

...............................................................................................

...............................................................................................

...............................................................................................

...............................................................................................

...............................................................................................

...............................................................................................

...............................................................................................

...............................................................................................

...............................................................................................

Notes

.............................................................................

.............................................................................

.............................................................................

Recipe: ..................................................................................................

Ingredients: ..........................................................................................

............................................................................................................

............................................................................................................

............................................................................................................

............................................................................................................

............................................................................................................

............................................................................................................

............................................................................................................

............................................................................................................

............................................................................................................

............................................................................................................

............................................................................................................

Notes

............................................................................................................

............................................................................................................

............................................................................................................

Recipe:......................................................................................

Ingredients:.............................................................................

..............................................................................................

..............................................................................................

..............................................................................................

..............................................................................................

..............................................................................................

..............................................................................................

..............................................................................................

..............................................................................................

..............................................................................................

..............................................................................................

..............................................................................................

..............................................................................................

## Notes

..............................................................................................

..............................................................................................

..............................................................................................

Recipe: ...........................................................

Ingredients: .......................................................

...................................................................

...................................................................

...................................................................

...................................................................

...................................................................

...................................................................

...................................................................

...................................................................

...................................................................

...................................................................

...................................................................

...................................................................

### Notes

...................................................................

...................................................................

...................................................................

Recipe: ....................................................................................................................

Ingredients: ...........................................................................................................

.........................................................................................................................

.........................................................................................................................

.........................................................................................................................

.........................................................................................................................

.........................................................................................................................

.........................................................................................................................

.........................................................................................................................

.........................................................................................................................

.........................................................................................................................

.........................................................................................................................

.........................................................................................................................

.........................................................................................................................

Notes

.........................................................................................................................

.........................................................................................................................

.........................................................................................................................

Recipe: ........................................................................................

Ingredients: ...................................................................................

........................................................................................

........................................................................................

........................................................................................

........................................................................................

........................................................................................

........................................................................................

........................................................................................

........................................................................................

........................................................................................

........................................................................................

........................................................................................

........................................................................................

........................................................................................

## Notes

........................................................................................

........................................................................................

........................................................................................

Recipe: ........................................................................................................

Ingredients: ................................................................................................

..............................................................................................................

..............................................................................................................

..............................................................................................................

..............................................................................................................

..............................................................................................................

..............................................................................................................

..............................................................................................................

..............................................................................................................

..............................................................................................................

..............................................................................................................

..............................................................................................................

..............................................................................................................

## Notes

..............................................................................................................

..............................................................................................................

..............................................................................................................

Recipe: ...........................................................................

Ingredients: ......................................................................

..................................................................................

..................................................................................

..................................................................................

..................................................................................

..................................................................................

..................................................................................

..................................................................................

..................................................................................

..................................................................................

..................................................................................

..................................................................................

..................................................................................

### Notes

..................................................................................

..................................................................................

..................................................................................

Recipe: ...................................................................................................................

Ingredients: ...........................................................................................................

...........................................................................................................................

...........................................................................................................................

...........................................................................................................................

...........................................................................................................................

...........................................................................................................................

...........................................................................................................................

...........................................................................................................................

...........................................................................................................................

...........................................................................................................................

...........................................................................................................................

...........................................................................................................................

...........................................................................................................................

Notes

...........................................................................................................................

...........................................................................................................................

...........................................................................................................................

Recipe: ......................................................................................................

Ingredients: ................................................................................................

..........................................................................................................

..........................................................................................................

..........................................................................................................

..........................................................................................................

..........................................................................................................

..........................................................................................................

..........................................................................................................

..........................................................................................................

..........................................................................................................

..........................................................................................................

..........................................................................................................

## Notes

..........................................................................................................

..........................................................................................................

..........................................................................................................

Recipe: ......................................................................................................

Ingredients: ...............................................................................................

.................................................................................................................

.................................................................................................................

.................................................................................................................

.................................................................................................................

.................................................................................................................

.................................................................................................................

.................................................................................................................

.................................................................................................................

.................................................................................................................

.................................................................................................................

.................................................................................................................

.................................................................................................................

## Notes

.................................................................................................

.................................................................................................

.................................................................................................

Recipe: ..................................................................

Ingredients: ..........................................................

..........................................................................

..........................................................................

..........................................................................

..........................................................................

..........................................................................

..........................................................................

..........................................................................

..........................................................................

..........................................................................

..........................................................................

..........................................................................

## Notes

..........................................................................

..........................................................................

..........................................................................

Recipe: ...............................................................................................

Ingredients: .........................................................................................

................................................................................................................

................................................................................................................

................................................................................................................

................................................................................................................

................................................................................................................

................................................................................................................

................................................................................................................

................................................................................................................

................................................................................................................

................................................................................................................

................................................................................................................

Notes

...............................................................................................

...............................................................................................

...............................................................................................

Recipe: ......................................................................................

Ingredients: ...............................................................................

..................................................................................................

..................................................................................................

..................................................................................................

..................................................................................................

..................................................................................................

..................................................................................................

..................................................................................................

..................................................................................................

..................................................................................................

..................................................................................................

..................................................................................................

..................................................................................................

Notes

..................................................................................................

..................................................................................................

..................................................................................................

Recipe:

Ingredients:

Notes

Recipe: ...........................................................................

Ingredients: ...................................................................

........................................................................................

........................................................................................

........................................................................................

........................................................................................

........................................................................................

........................................................................................

........................................................................................

........................................................................................

........................................................................................

........................................................................................

........................................................................................

Notes

........................................................................................

........................................................................................

........................................................................................

Recipe:

Ingredients:

Notes

Recipe:

Ingredients:

Recipe: .......................................................................................................

Ingredients: ...............................................................................................

...............................................................................................................

...............................................................................................................

...............................................................................................................

...............................................................................................................

...............................................................................................................

...............................................................................................................

...............................................................................................................

...............................................................................................................

...............................................................................................................

...............................................................................................................

...............................................................................................................

...............................................................................................................

## Notes

...............................................................................................................

...............................................................................................................

...............................................................................................................

Recipe: .................................................................................

Ingredients: .........................................................................

......................................................................................

......................................................................................

......................................................................................

......................................................................................

......................................................................................

......................................................................................

......................................................................................

......................................................................................

......................................................................................

......................................................................................

......................................................................................

......................................................................................

Notes

.................................................................

.................................................................

.................................................................

Recipe: ..................................................................

Ingredients: ..........................................................

..................................................................

..................................................................

..................................................................

..................................................................

..................................................................

..................................................................

..................................................................

..................................................................

..................................................................

..................................................................

..................................................................

..................................................................

Notes

..................................................................

..................................................................

..................................................................

Recipe:

Ingredients:

Notes

Recipe:

Ingredients:

Notes

Recipe: ...........................................................................

Ingredients: .....................................................................

Notes

Recipe: ....................................................................................................................

Ingredients: ............................................................................................................

..........................................................................................................................

..........................................................................................................................

..........................................................................................................................

..........................................................................................................................

..........................................................................................................................

..........................................................................................................................

..........................................................................................................................

..........................................................................................................................

..........................................................................................................................

..........................................................................................................................

..........................................................................................................................

## Notes

..........................................................................................................................

..........................................................................................................................

..........................................................................................................................

Recipe: ......................................................................................................

Ingredients: ..............................................................................................

.............................................................................................................

.............................................................................................................

.............................................................................................................

.............................................................................................................

.............................................................................................................

.............................................................................................................

.............................................................................................................

.............................................................................................................

.............................................................................................................

.............................................................................................................

.............................................................................................................

.............................................................................................................

### Notes

.............................................................................................................

.............................................................................................................

.............................................................................................................

Recipe:

Ingredients:

Notes

Recipe: .......................................................................................

Ingredients: ................................................................................

..................................................................................................

..................................................................................................

..................................................................................................

..................................................................................................

..................................................................................................

..................................................................................................

..................................................................................................

..................................................................................................

..................................................................................................

..................................................................................................

..................................................................................................

## Notes

.......................................................................

.......................................................................

.......................................................................

Recipe:

Ingredients:

Notes

Recipe: .....................................................................................................................

Ingredients: ............................................................................................................

.....................................................................................................................

.....................................................................................................................

.....................................................................................................................

.....................................................................................................................

.....................................................................................................................

.....................................................................................................................

.....................................................................................................................

.....................................................................................................................

.....................................................................................................................

.....................................................................................................................

.....................................................................................................................

Notes

.....................................................................................................................

.....................................................................................................................

.....................................................................................................................

Recipe: ..........................................................

Ingredients: ......................................................

...................................................................
...................................................................
...................................................................
...................................................................
...................................................................
...................................................................
...................................................................
...................................................................
...................................................................
...................................................................
...................................................................
...................................................................

## Notes

...................................................................
...................................................................
...................................................................

Recipe: ......................................................................................................

Ingredients: ...............................................................................................

...............................................................................................................

...............................................................................................................

...............................................................................................................

...............................................................................................................

...............................................................................................................

...............................................................................................................

...............................................................................................................

...............................................................................................................

...............................................................................................................

...............................................................................................................

...............................................................................................................

## Notes

...............................................................................................

...............................................................................................

...............................................................................................

Recipe: ......................................................................................

Ingredients: ..............................................................................

................................................................................................

................................................................................................

................................................................................................

................................................................................................

................................................................................................

................................................................................................

................................................................................................

................................................................................................

................................................................................................

................................................................................................

................................................................................................

................................................................................................

Notes

................................................................................................

................................................................................................

................................................................................................

Recipe: ......................................................

Ingredients: ..................................................

......................................................

......................................................

......................................................

......................................................

......................................................

......................................................

......................................................

......................................................

......................................................

......................................................

......................................................

Notes

......................................................

......................................................

......................................................

Recipe: ........................................................................

Ingredients: ...................................................................

........................................................................

........................................................................

........................................................................

........................................................................

........................................................................

........................................................................

........................................................................

........................................................................

........................................................................

........................................................................

........................................................................

Notes

........................................................................

........................................................................

........................................................................

Recipe: ...................................................................................................................

Ingredients: ...........................................................................................................

...................................................................................................................

...................................................................................................................

...................................................................................................................

...................................................................................................................

...................................................................................................................

...................................................................................................................

...................................................................................................................

...................................................................................................................

...................................................................................................................

...................................................................................................................

...................................................................................................................

Notes

...................................................................................

...................................................................................

...................................................................................

Recipe:

Ingredients:

Notes

Recipe: ....................................................................................................

Ingredients: ...........................................................................................

....................................................................................................

....................................................................................................

....................................................................................................

....................................................................................................

....................................................................................................

....................................................................................................

....................................................................................................

....................................................................................................

....................................................................................................

....................................................................................................

....................................................................................................

Notes

....................................................................................................

....................................................................................................

....................................................................................................

Recipe:

Ingredients:

Notes

Recipe: .................................................................

Ingredients: .........................................................

..........................................................................

..........................................................................

..........................................................................

..........................................................................

..........................................................................

..........................................................................

..........................................................................

..........................................................................

..........................................................................

..........................................................................

..........................................................................

..........................................................................

## Notes

..........................................................................

..........................................................................

..........................................................................

Recipe:

Ingredients:

Notes

Recipe:

Ingredients:

Notes

Recipe: ...................................................................

Ingredients: ...............................................................

..........................................................................

..........................................................................

..........................................................................

..........................................................................

..........................................................................

..........................................................................

..........................................................................

..........................................................................

..........................................................................

..........................................................................

..........................................................................

..........................................................................

## Notes

..........................................................................

..........................................................................

..........................................................................

Recipe: ....................................................................

Ingredients: ..............................................................

....................................................................

....................................................................

....................................................................

....................................................................

....................................................................

....................................................................

....................................................................

....................................................................

....................................................................

....................................................................

....................................................................

Notes

....................................................................

....................................................................

....................................................................

Recipe: ...............................................................................

Ingredients: .......................................................................

..............................................................................................

..............................................................................................

..............................................................................................

..............................................................................................

..............................................................................................

..............................................................................................

..............................................................................................

..............................................................................................

..............................................................................................

..............................................................................................

..............................................................................................

..............................................................................................

## Notes

..............................................................................................

..............................................................................................

..............................................................................................

Recipe: .......................................................................

Ingredients: ..............................................................

..............................................................................

..............................................................................

..............................................................................

..............................................................................

..............................................................................

..............................................................................

..............................................................................

..............................................................................

..............................................................................

..............................................................................

..............................................................................

..............................................................................

## Notes

..............................................................................

..............................................................................

..............................................................................

Recipe:

Ingredients:

Notes

Recipe: .......................................................................................................

Ingredients: ...............................................................................................

..........................................................................................................

..........................................................................................................

..........................................................................................................

..........................................................................................................

..........................................................................................................

..........................................................................................................

..........................................................................................................

..........................................................................................................

..........................................................................................................

..........................................................................................................

..........................................................................................................

## Notes

..........................................................................................................

..........................................................................................................

..........................................................................................................

Recipe: ............................................................

Ingredients: ........................................................

....................................................................

....................................................................

....................................................................

....................................................................

....................................................................

....................................................................

....................................................................

....................................................................

....................................................................

....................................................................

....................................................................

....................................................................

Notes

....................................................................

....................................................................

....................................................................

Recipe: ....................................................................................................

Ingredients: ..............................................................................................

....................................................................................................

....................................................................................................

....................................................................................................

....................................................................................................

....................................................................................................

....................................................................................................

....................................................................................................

....................................................................................................

....................................................................................................

....................................................................................................

....................................................................................................

Notes

....................................................................................................

....................................................................................................

....................................................................................................

Recipe: ...................................................................

Ingredients: ..............................................................

..........................................................................

..........................................................................

..........................................................................

..........................................................................

..........................................................................

..........................................................................

..........................................................................

..........................................................................

..........................................................................

..........................................................................

..........................................................................

Notes

..........................................................................

..........................................................................

..........................................................................

Recipe:

Ingredients:

Notes

Recipe:

Ingredients:

Notes

Recipe:

Ingredients:

Notes

Recipe: .................................................................................

Ingredients: ...........................................................................

.................................................................................

.................................................................................

.................................................................................

.................................................................................

.................................................................................

.................................................................................

.................................................................................

.................................................................................

.................................................................................

.................................................................................

.................................................................................

.................................................................................

.................................................................................

Notes

.................................................................................

.................................................................................

.................................................................................

# Recipe:

## Ingredients:

## Notes

Recipe: .............................................................................

Ingredients: ......................................................................

..................................................................................

..................................................................................

..................................................................................

..................................................................................

..................................................................................

..................................................................................

..................................................................................

..................................................................................

..................................................................................

..................................................................................

..................................................................................

..................................................................................

## Notes

..................................................................................

..................................................................................

..................................................................................

Recipe: .......................................................................................

Ingredients: ................................................................................

.......................................................................................

.......................................................................................

.......................................................................................

.......................................................................................

.......................................................................................

.......................................................................................

.......................................................................................

.......................................................................................

.......................................................................................

.......................................................................................

.......................................................................................

.......................................................................................

Notes

.......................................................................................

.......................................................................................

.......................................................................................

Recipe:

Ingredients:

Notes

Recipe: ....................................................................

Ingredients: ..............................................................

..............................................................................

..............................................................................

..............................................................................

..............................................................................

..............................................................................

..............................................................................

..............................................................................

..............................................................................

..............................................................................

..............................................................................

..............................................................................

Notes

..............................................................................

..............................................................................

..............................................................................

Recipe: .......................................................................................

Ingredients: ...............................................................................

..........................................................................................

..........................................................................................

..........................................................................................

..........................................................................................

..........................................................................................

..........................................................................................

..........................................................................................

..........................................................................................

..........................................................................................

..........................................................................................

..........................................................................................

..........................................................................................

## Notes

..........................................................................

..........................................................................

..........................................................................

Recipe: ....................................................................

Ingredients: ..............................................................

........................................................................

........................................................................

........................................................................

........................................................................

........................................................................

........................................................................

........................................................................

........................................................................

........................................................................

........................................................................

........................................................................

Notes

........................................................................

........................................................................

........................................................................

Recipe: ...........................................................................

Ingredients: .....................................................................

...........................................................................

...........................................................................

...........................................................................

...........................................................................

...........................................................................

...........................................................................

...........................................................................

...........................................................................

...........................................................................

...........................................................................

...........................................................................

...........................................................................

## Notes

...........................................................................

...........................................................................

...........................................................................

Recipe: ......................................................................................................

Ingredients: ..............................................................................................

........................................................................................................

........................................................................................................

........................................................................................................

........................................................................................................

........................................................................................................

........................................................................................................

........................................................................................................

........................................................................................................

........................................................................................................

........................................................................................................

........................................................................................................

## Notes

........................................................................................

........................................................................................

........................................................................................

Recipe:

Ingredients:

Notes

Recipe: .....................................................................................................

Ingredients: ...............................................................................................

.....................................................................................................

.....................................................................................................

.....................................................................................................

.....................................................................................................

.....................................................................................................

.....................................................................................................

.....................................................................................................

.....................................................................................................

.....................................................................................................

.....................................................................................................

.....................................................................................................

.....................................................................................................

Notes

.....................................................................................................

.....................................................................................................

.....................................................................................................

Recipe:

Ingredients:

Notes

Recipe: ............................................................................

Ingredients: ....................................................................

......................................................................................

......................................................................................

......................................................................................

......................................................................................

......................................................................................

......................................................................................

......................................................................................

......................................................................................

......................................................................................

......................................................................................

......................................................................................

Notes

......................................................................................

......................................................................................

......................................................................................

Recipe:

Ingredients:

Notes

Recipe: ...........................................................

Ingredients: .....................................................

...........................................................

...........................................................

...........................................................

...........................................................

...........................................................

...........................................................

...........................................................

...........................................................

...........................................................

...........................................................

...........................................................

...........................................................

Notes

...........................................................

...........................................................

...........................................................

Recipe:

Ingredients:

<table><tr><td>Notes</td></tr></table>

Recipe: .................................................................................

Ingredients: .........................................................................

..........................................................................................

..........................................................................................

..........................................................................................

..........................................................................................

..........................................................................................

..........................................................................................

..........................................................................................

..........................................................................................

..........................................................................................

..........................................................................................

..........................................................................................

..........................................................................................

## Notes

.....................................................................

.....................................................................

.....................................................................

Recipe: .......................................................................................

Ingredients: ..................................................................................

.......................................................................................................

.......................................................................................................

.......................................................................................................

.......................................................................................................

.......................................................................................................

.......................................................................................................

.......................................................................................................

.......................................................................................................

.......................................................................................................

.......................................................................................................

.......................................................................................................

.......................................................................................................

## Notes

.................................................................................

.................................................................................

.................................................................................

Recipe:

Ingredients:

Notes

Recipe:

Ingredients:

Notes

Recipe: ...........................................................................................................

Ingredients: ..................................................................................................

.......................................................................................................................

.......................................................................................................................

.......................................................................................................................

.......................................................................................................................

.......................................................................................................................

.......................................................................................................................

.......................................................................................................................

.......................................................................................................................

.......................................................................................................................

.......................................................................................................................

.......................................................................................................................

## Notes

.......................................................................................................................

.......................................................................................................................

.......................................................................................................................

Recipe: ....................................................................................................................

Ingredients: ............................................................................................................

....................................................................................................................

....................................................................................................................

....................................................................................................................

....................................................................................................................

....................................................................................................................

....................................................................................................................

....................................................................................................................

....................................................................................................................

....................................................................................................................

....................................................................................................................

....................................................................................................................

....................................................................................................................

## Notes

....................................................................................................................

....................................................................................................................

....................................................................................................................

Recipe: ............................................................................

Ingredients: ........................................................................

..........................................................................................

..........................................................................................

..........................................................................................

..........................................................................................

..........................................................................................

..........................................................................................

..........................................................................................

..........................................................................................

..........................................................................................

..........................................................................................

..........................................................................................

..........................................................................................

## Notes

..........................................................................................

..........................................................................................

..........................................................................................

Recipe:

Ingredients:

Recipe:

Ingredients:

Notes

Recipe: .....................................................................................................

Ingredients: ..............................................................................................

.............................................................................................................

.............................................................................................................

.............................................................................................................

.............................................................................................................

.............................................................................................................

.............................................................................................................

.............................................................................................................

.............................................................................................................

.............................................................................................................

.............................................................................................................

.............................................................................................................

.............................................................................................................

Notes

.............................................................................................................

.............................................................................................................

.............................................................................................................

Recipe:

Ingredients:

Notes

Recipe: ......................................................................................

Ingredients: ..............................................................................

..........................................................................................

..........................................................................................

..........................................................................................

..........................................................................................

..........................................................................................

..........................................................................................

..........................................................................................

..........................................................................................

..........................................................................................

..........................................................................................

..........................................................................................

## Notes

...........................................................................

...........................................................................

...........................................................................

Recipe:......................................................................................................

Ingredients:.............................................................................................

......................................................................................................

......................................................................................................

......................................................................................................

......................................................................................................

......................................................................................................

......................................................................................................

......................................................................................................

......................................................................................................

......................................................................................................

......................................................................................................

......................................................................................................

......................................................................................................

Notes

..........................................................................

..........................................................................

..........................................................................

Recipe: .................................................................................

Ingredients: ..........................................................................

.........................................................................................

.........................................................................................

.........................................................................................

.........................................................................................

.........................................................................................

.........................................................................................

.........................................................................................

.........................................................................................

.........................................................................................

.........................................................................................

.........................................................................................

Notes

.........................................................................................

.........................................................................................

.........................................................................................

Recipe: ......................................................................

Ingredients: ..............................................................

...............................................................................

...............................................................................

...............................................................................

...............................................................................

...............................................................................

...............................................................................

...............................................................................

...............................................................................

...............................................................................

...............................................................................

...............................................................................

...............................................................................

Notes

......................................................................

......................................................................

......................................................................

Recipe: ...........................................................................................................

Ingredients: ...................................................................................................

..............................................................................................................

..............................................................................................................

..............................................................................................................

..............................................................................................................

..............................................................................................................

..............................................................................................................

..............................................................................................................

..............................................................................................................

..............................................................................................................

..............................................................................................................

..............................................................................................................

..............................................................................................................

## Notes

..............................................................................................................

..............................................................................................................

..............................................................................................................

Recipe: ...........................................................................................

Ingredients: ...................................................................................

...........................................................................................

...........................................................................................

...........................................................................................

...........................................................................................

...........................................................................................

...........................................................................................

...........................................................................................

...........................................................................................

...........................................................................................

...........................................................................................

...........................................................................................

## Notes

...........................................................................................

...........................................................................................

...........................................................................................

Recipe: ...................................................................................

Ingredients: ...........................................................................

........................................................................................

........................................................................................

........................................................................................

........................................................................................

........................................................................................

........................................................................................

........................................................................................

........................................................................................

........................................................................................

........................................................................................

........................................................................................

........................................................................................

## Notes

........................................................................................

........................................................................................

........................................................................................

Recipe: ........................................................................

Ingredients: ..................................................................

........................................................................

........................................................................

........................................................................

........................................................................

........................................................................

........................................................................

........................................................................

........................................................................

........................................................................

........................................................................

........................................................................

## Notes

........................................................................

........................................................................

........................................................................

Recipe: ........................................................................

Ingredients: ..................................................................

........................................................................

........................................................................

........................................................................

........................................................................

........................................................................

........................................................................

........................................................................

........................................................................

........................................................................

........................................................................

........................................................................

........................................................................

Notes

........................................................................

........................................................................

........................................................................

Recipe: .....................................................

Ingredients: ...............................................

..........................................................
..........................................................
..........................................................
..........................................................
..........................................................
..........................................................
..........................................................
..........................................................
..........................................................
..........................................................
..........................................................

Notes
..........................................................
..........................................................
..........................................................

Recipe: ...........................................................................................

Ingredients: .......................................................................................

...........................................................................................

...........................................................................................

...........................................................................................

...........................................................................................

...........................................................................................

...........................................................................................

...........................................................................................

...........................................................................................

...........................................................................................

...........................................................................................

...........................................................................................

...........................................................................................

## Notes

...........................................................................

...........................................................................

...........................................................................

Recipe:

Ingredients:

Notes

Recipe: ...........................................................................

Ingredients: ..................................................................

..................................................................................

..................................................................................

..................................................................................

..................................................................................

..................................................................................

..................................................................................

..................................................................................

..................................................................................

..................................................................................

..................................................................................

..................................................................................

Notes

..................................................................................

..................................................................................

..................................................................................

Recipe: ...................................................................................

Ingredients: .............................................................................

.................................................................................................

.................................................................................................

.................................................................................................

.................................................................................................

.................................................................................................

.................................................................................................

.................................................................................................

.................................................................................................

.................................................................................................

.................................................................................................

.................................................................................................

Notes

.................................................................................................

.................................................................................................

.................................................................................................

Recipe: ......................................................................................

Ingredients: ..............................................................................

.............................................................................................................

.............................................................................................................

.............................................................................................................

.............................................................................................................

.............................................................................................................

.............................................................................................................

.............................................................................................................

.............................................................................................................

.............................................................................................................

.............................................................................................................

.............................................................................................................

.............................................................................................................

Notes

.............................................................................................

.............................................................................................

.............................................................................................

Recipe: ....................................................................................

Ingredients: ............................................................................

................................................................................................

................................................................................................

................................................................................................

................................................................................................

................................................................................................

................................................................................................

................................................................................................

................................................................................................

................................................................................................

................................................................................................

................................................................................................

Notes

................................................................................................

................................................................................................

................................................................................................

Recipe:

Ingredients:

Notes

Recipe: .................................................................

Ingredients: ...........................................................

.................................................................

.................................................................

.................................................................

.................................................................

.................................................................

.................................................................

.................................................................

.................................................................

.................................................................

.................................................................

.................................................................

.................................................................

## Notes

.................................................................

.................................................................

.................................................................

Recipe:

Ingredients:

Notes

Recipe: .......................................................................................

Ingredients: ...............................................................................

....................................................................................................

....................................................................................................

....................................................................................................

....................................................................................................

....................................................................................................

....................................................................................................

....................................................................................................

....................................................................................................

....................................................................................................

....................................................................................................

....................................................................................................

....................................................................................................

## Notes

....................................................................................................

....................................................................................................

....................................................................................................

Recipe: ......................................................................................................

Ingredients: ..............................................................................................

.............................................................................................................

.............................................................................................................

.............................................................................................................

.............................................................................................................

.............................................................................................................

.............................................................................................................

.............................................................................................................

.............................................................................................................

.............................................................................................................

.............................................................................................................

.............................................................................................................

## Notes

.............................................................................................................

.............................................................................................................

.............................................................................................................

Recipe: ......................................................................

Ingredients: ..............................................................

......................................................................

......................................................................

......................................................................

......................................................................

......................................................................

......................................................................

......................................................................

......................................................................

......................................................................

......................................................................

......................................................................

Notes

......................................................................

......................................................................

......................................................................

Recipe: .......................................................................................

Ingredients: ..............................................................................

.......................................................................................
.......................................................................................
.......................................................................................
.......................................................................................
.......................................................................................
.......................................................................................
.......................................................................................
.......................................................................................
.......................................................................................
.......................................................................................
.......................................................................................

Notes
.......................................................................................
.......................................................................................
.......................................................................................

Recipe:

Ingredients:

Recipe: ...................................................................................................

Ingredients: ...............................................................................................

..........................................................................................................

..........................................................................................................

..........................................................................................................

..........................................................................................................

..........................................................................................................

..........................................................................................................

..........................................................................................................

..........................................................................................................

..........................................................................................................

..........................................................................................................

..........................................................................................................

## Notes

..........................................................................................................

..........................................................................................................

..........................................................................................................

Recipe: ......................................................................................

Ingredients: ...............................................................................

.......................................................................................

.......................................................................................

.......................................................................................

.......................................................................................

.......................................................................................

.......................................................................................

.......................................................................................

.......................................................................................

.......................................................................................

.......................................................................................

.......................................................................................

## Notes

.......................................................................................

.......................................................................................

.......................................................................................

Recipe: ......................................................................................

Ingredients: ...............................................................................

...............................................................................................

...............................................................................................

...............................................................................................

...............................................................................................

...............................................................................................

...............................................................................................

...............................................................................................

...............................................................................................

...............................................................................................

...............................................................................................

...............................................................................................

Notes

...............................................................................................

...............................................................................................

...............................................................................................

Recipe:

Ingredients:

Recipe:

Ingredients:

Notes

Recipe: ..................................................................................

Ingredients: ..........................................................................

..........................................................................................

..........................................................................................

..........................................................................................

..........................................................................................

..........................................................................................

..........................................................................................

..........................................................................................

..........................................................................................

..........................................................................................

..........................................................................................

..........................................................................................

## Notes

..........................................................................................

..........................................................................................

..........................................................................................

Recipe: ...........................................................................................................

Ingredients: ....................................................................................................

..................................................................................................................

..................................................................................................................

..................................................................................................................

..................................................................................................................

..................................................................................................................

..................................................................................................................

..................................................................................................................

..................................................................................................................

..................................................................................................................

..................................................................................................................

..................................................................................................................

..................................................................................................................

## Notes

..................................................................................................................

..................................................................................................................

..................................................................................................................

Recipe: ..........................................................................

Ingredients: ..................................................................

..........................................................................

..........................................................................

..........................................................................

..........................................................................

..........................................................................

..........................................................................

..........................................................................

..........................................................................

..........................................................................

..........................................................................

..........................................................................

..........................................................................

## Notes

..........................................................................

..........................................................................

..........................................................................

Recipe: ...........................................................

Ingredients: ...................................................

...........................................................................

...........................................................................

...........................................................................

...........................................................................

...........................................................................

...........................................................................

...........................................................................

...........................................................................

...........................................................................

...........................................................................

...........................................................................

## Notes

...........................................................................

...........................................................................

...........................................................................

Recipe: ........................................................................

Ingredients: ...............................................................

........................................................................

........................................................................

........................................................................

........................................................................

........................................................................

........................................................................

........................................................................

........................................................................

........................................................................

........................................................................

Notes

........................................................................

........................................................................

........................................................................

# Recipe:

## Ingredients:

## Notes

Recipe: .....................................................................

Ingredients: .............................................................

...........................................................................

...........................................................................

...........................................................................

...........................................................................

...........................................................................

...........................................................................

...........................................................................

...........................................................................

...........................................................................

...........................................................................

...........................................................................

...........................................................................

### Notes

...........................................................................

...........................................................................

...........................................................................

Recipe:.....................................................................................................

Ingredients:.............................................................................................

..............................................................................................................

..............................................................................................................

..............................................................................................................

..............................................................................................................

..............................................................................................................

..............................................................................................................

..............................................................................................................

..............................................................................................................

..............................................................................................................

..............................................................................................................

..............................................................................................................

## Notes

.............................................................................................

.............................................................................................

.............................................................................................

Recipe:

Ingredients:

Notes

Recipe: ...................................................................

Ingredients: ..........................................................

..........................................................................
..........................................................................
..........................................................................
..........................................................................
..........................................................................
..........................................................................
..........................................................................
..........................................................................
..........................................................................
..........................................................................
..........................................................................
..........................................................................

## Notes

..........................................................................
..........................................................................
..........................................................................

Recipe:

Ingredients:

Notes

Recipe: ......................................................................................

Ingredients: ...............................................................................

..............................................................................................

..............................................................................................

..............................................................................................

..............................................................................................

..............................................................................................

..............................................................................................

..............................................................................................

..............................................................................................

..............................................................................................

..............................................................................................

..............................................................................................

..............................................................................................

## Notes

..............................................................................................

..............................................................................................

..............................................................................................

Recipe: ..........................................................................................

Ingredients: .................................................................................

........................................................................................................

........................................................................................................

........................................................................................................

........................................................................................................

........................................................................................................

........................................................................................................

........................................................................................................

........................................................................................................

........................................................................................................

........................................................................................................

........................................................................................................

## Notes

........................................................................................................

........................................................................................................

........................................................................................................

Recipe: ...........................................................

Ingredients: ......................................................

..................................................................

..................................................................

..................................................................

..................................................................

..................................................................

..................................................................

..................................................................

..................................................................

..................................................................

..................................................................

..................................................................

..................................................................

Notes

..................................................................

..................................................................

..................................................................

Recipe:

Ingredients:

Notes

Recipe: ...............................................................

Ingredients: ...............................................................

Notes

Recipe: ....................................................................................

Ingredients: ..............................................................................

....................................................................................

....................................................................................

....................................................................................

....................................................................................

....................................................................................

....................................................................................

....................................................................................

....................................................................................

....................................................................................

....................................................................................

....................................................................................

Notes

....................................................................................

....................................................................................

....................................................................................

Recipe: ....................................................................

Ingredients: ...............................................................

.........................................................................

.........................................................................

.........................................................................

.........................................................................

.........................................................................

.........................................................................

.........................................................................

.........................................................................

.........................................................................

.........................................................................

.........................................................................

.........................................................................

.........................................................................

Notes

.........................................................................

.........................................................................

.........................................................................

Recipe:

Ingredients:

Notes

Recipe:

Ingredients:

Recipe: ....................................................................

Ingredients: ..............................................................

..............................................................................

..............................................................................

..............................................................................

..............................................................................

..............................................................................

..............................................................................

..............................................................................

..............................................................................

..............................................................................

..............................................................................

..............................................................................

..............................................................................

## Notes

....................................................................

....................................................................

....................................................................

Recipe: ...................................................................................................

Ingredients: ...........................................................................................

...........................................................................................................

...........................................................................................................

...........................................................................................................

...........................................................................................................

...........................................................................................................

...........................................................................................................

...........................................................................................................

...........................................................................................................

...........................................................................................................

...........................................................................................................

...........................................................................................................

...........................................................................................................

## Notes

...........................................................................................................

...........................................................................................................

...........................................................................................................

Recipe: ...........................................................

Ingredients: ...................................................

...........................................................

...........................................................

...........................................................

...........................................................

...........................................................

...........................................................

...........................................................

...........................................................

...........................................................

...........................................................

...........................................................

Notes

...........................................................

...........................................................

...........................................................

Recipe:

Ingredients:

Notes

Recipe: ...................................................................

Ingredients: ...............................................................

.............................................................................

.............................................................................

.............................................................................

.............................................................................

.............................................................................

.............................................................................

.............................................................................

.............................................................................

.............................................................................

.............................................................................

.............................................................................

## Notes

.............................................................................

.............................................................................

.............................................................................

Recipe:

Ingredients:

Notes

Recipe: .....................................................................................

Ingredients: ..............................................................................

..............................................................................................

..............................................................................................

..............................................................................................

..............................................................................................

..............................................................................................

..............................................................................................

..............................................................................................

..............................................................................................

..............................................................................................

..............................................................................................

..............................................................................................

..............................................................................................

Notes

..............................................................................................

..............................................................................................

..............................................................................................

Recipe:

Ingredients:

Notes

Recipe: ....................................................................

Ingredients: ..............................................................

..........................................................................

..........................................................................

..........................................................................

..........................................................................

..........................................................................

..........................................................................

..........................................................................

..........................................................................

..........................................................................

..........................................................................

..........................................................................

..........................................................................

Notes

..........................................................................

..........................................................................

..........................................................................

Recipe:

Ingredients:

Notes

Recipe:

Ingredients:

Notes

Recipe: .................................................................

Ingredients: ...........................................................

......................................................................

......................................................................

......................................................................

......................................................................

......................................................................

......................................................................

......................................................................

......................................................................

......................................................................

......................................................................

......................................................................

......................................................................

Notes

......................................................................

......................................................................

......................................................................

Recipe: ...........................................................................................

Ingredients: .....................................................................................

..........................................................................................................

..........................................................................................................

..........................................................................................................

..........................................................................................................

..........................................................................................................

..........................................................................................................

..........................................................................................................

..........................................................................................................

..........................................................................................................

..........................................................................................................

..........................................................................................................

..........................................................................................................

Notes

..........................................................................................................

..........................................................................................................

..........................................................................................................

Recipe: ...................................................................................................

Ingredients: ............................................................................................

...................................................................................................

...................................................................................................

...................................................................................................

...................................................................................................

...................................................................................................

...................................................................................................

...................................................................................................

...................................................................................................

...................................................................................................

...................................................................................................

...................................................................................................

...................................................................................................

Notes

...................................................................................................

...................................................................................................

...................................................................................................

Recipe: ..........................................................................................................

Ingredients: .................................................................................................

...............................................................................................................................

...............................................................................................................................

...............................................................................................................................

...............................................................................................................................

...............................................................................................................................

...............................................................................................................................

...............................................................................................................................

...............................................................................................................................

...............................................................................................................................

...............................................................................................................................

...............................................................................................................................

...............................................................................................................................

## Notes

...............................................................................................................

...............................................................................................................

...............................................................................................................

Recipe:

Ingredients:

Notes

Recipe: ...................................................................................................

Ingredients: ...........................................................................................

..........................................................................................................
..........................................................................................................
..........................................................................................................
..........................................................................................................
..........................................................................................................
..........................................................................................................
..........................................................................................................
..........................................................................................................
..........................................................................................................
..........................................................................................................
..........................................................................................................
..........................................................................................................

## Notes

..........................................................................................................
..........................................................................................................
..........................................................................................................

Recipe: ............................................................................

Ingredients: ......................................................................

..........................................................................................

..........................................................................................

..........................................................................................

..........................................................................................

..........................................................................................

..........................................................................................

..........................................................................................

..........................................................................................

..........................................................................................

..........................................................................................

..........................................................................................

..........................................................................................

Notes

..........................................................................................

..........................................................................................

..........................................................................................

Recipe: ......................................................................................

Ingredients: ................................................................................

.............................................................................................

.............................................................................................

.............................................................................................

.............................................................................................

.............................................................................................

.............................................................................................

.............................................................................................

.............................................................................................

.............................................................................................

.............................................................................................

.............................................................................................

.............................................................................................

## Notes

.............................................................................................

.............................................................................................

.............................................................................................

Recipe:

Ingredients:

Notes

Recipe: ...........................................................

Ingredients: .......................................................

........................................................................

........................................................................

........................................................................

........................................................................

........................................................................

........................................................................

........................................................................

........................................................................

........................................................................

........................................................................

........................................................................

Notes

........................................................................

........................................................................

........................................................................

Recipe:

Ingredients:

Notes

Recipe:

Ingredients:

Notes

Recipe: .....................................................................................................

Ingredients: ..............................................................................................

.................................................................................................................

.................................................................................................................

.................................................................................................................

.................................................................................................................

.................................................................................................................

.................................................................................................................

.................................................................................................................

.................................................................................................................

.................................................................................................................

.................................................................................................................

.................................................................................................................

.................................................................................................................

.................................................................................................................

## Notes

.....................................................................

.....................................................................

.....................................................................

Recipe: ..........................................................................................................

Ingredients: ...................................................................................................

......................................................................................................................

......................................................................................................................

......................................................................................................................

......................................................................................................................

......................................................................................................................

......................................................................................................................

......................................................................................................................

......................................................................................................................

......................................................................................................................

......................................................................................................................

......................................................................................................................

### Notes

......................................................................................................................

......................................................................................................................

......................................................................................................................

Recipe:

Ingredients:

Notes

Recipe:

Ingredients:

Notes

Recipe:

Ingredients:

Notes

Recipe: .................................................................................................

Ingredients: .........................................................................................

...........................................................................................................

...........................................................................................................

...........................................................................................................

...........................................................................................................

...........................................................................................................

...........................................................................................................

...........................................................................................................

...........................................................................................................

...........................................................................................................

...........................................................................................................

...........................................................................................................

**Notes**

...........................................................................................................

...........................................................................................................

...........................................................................................................